# DES

# ABCÈS CHAUDS

PATHOGÉNIE ET TRAITEMENT ANTISEPTIQUE

PAR

## Le Dʳ Robert GARNIER

Ancien interne des hôpitaux de Paris
Médaille de bronze de l'Assistance publique (Externat, 1885)
Membre correspondant de la Société anatomique

PARIS

G. STEINHEIL, ÉDITEUR

2, RUE CASIMIR-DELAVIGNE, 2

1890

# DES
# ABCÈS CHAUDS

## PATHOGÉNIE ET TRAITEMENT ANTISEPTIQUE

PAR

## Le D<sup>r</sup> Robert GARNIER


Ancien interne des hôpitaux de Paris
Médaille de bronze de l'Assistance publique (Externat, 1885)
Membre correspondant de la Société anatomique





PARIS

G. STEINHEIL, ÉDITEUR

2, RUE CASIMIR-DELAVIGNE, 2

—

1890

DES

# ABCÈS CHAUDS

## PATHOGÉNIE ET TRAITEMENT ANTISEPTIQUE

## AVANT-PROPOS

Dans la première partie de ce travail qui traite de la pathogénie de la suppuration aiguë, nous nous sommes efforcé de faire un résumé aussi clair et aussi complet que possible des travaux publiés depuis dix ans sur ce sujet. Deux études d'ensemble publiées l'une dans la *Gazette hebdomadaire*, par G. H. Roger, l'autre dans la *Revue des sciences médicales de Lille*, par Lemière, nous ont été d'un certain secours.

La seconde partie est consacrée au traitement antiseptique des abcès chauds, et tout ce qui concerne la technique de ce traitement est inspiré de la pratique et de l'enseignement de M. le D$^r$ Lucas-Championnière, auprès de qui nous avons travaillé comme interne avec tant de profit pour notre instruction chirurgicale : nous le prions de recevoir ici nos remerciements les plus vifs et les plus sincères pour la bienveillance qu'il nous a toujours témoignée. Puissions-nous avoir été le fidèle interprète des idées que nous lui avons empruntées.

Nous avons commencé nos études chirurgicales dans le service du D$^r$ Léon Labbé, auprès de qui nous avons toujours trouvé, durant le cours de nos études, le plus cordial accueil et les plus utiles conseils. Que ce maître respecté reçoive ici le témoignage de notre profonde reconnaissance.

Nous prions M. le professeur Duplay et MM. Félizet et Berger, nos maîtres en chirurgie, M. le professeur Proust et MM. Desnos, Gérin-Roze, Roques et Chauffard, nos maîtres en médecine, de recevoir ici le témoignage de notre gratitude : nous voudrions pouvoir exprimer notre reconnaissance à chacun d'eux en particulier.

Nous remercions M. le professeur Pinard de la généreuse hospitalité que nous avons trouvée dans son service d'accouchement, où il a bien voulu mettre à notre entière disposition, ses conseils et les moyens d'étude dont il dispose.

En voulant bien accepter la présidence de cette thèse, M. le professeur Guyon nous a fait un honneur que nous apprécions hautement et dont nous lui sommes très reconnaissant.

# PATHOGÉNIE

Lorsqu'on passe en revue les différents travaux auxquels la pathogénie de la suppuration a donné naissance dans ces dix dernières années, on se trouve en présence d'expériences contradictoires aboutissant à deux conclusions opposées.

Pour certains expérimentateurs, il n'y a pas de suppuration sans micro-organismes ; pour d'autres, qui admettent aussi la suppuration microbienne, il existe en outre une suppuration sans microbes, déterminée par certaines substances irritantes aseptiques.

Si l'on suivait l'ordre chronologique pour exposer les faits invoqués à l'appui de chacune de ces deux théories, on verrait que le plus souvent, les expériences d'un auteur sont une réponse à celles d'un autre; il eût été fort intéressant de suivre pas à pas ce débat scientifique, mais nous avons cru préférable d'étudier isolément l'évolution de ces deux courants d'idées, persuadé que notre exposition y gagnerait en clarté.

**Suppuration microbienne.**

Dès que les travaux de Pasteur sur les micro-organismes commencèrent à être connus, Lister pensa que la

suppuration des plaies était probablement due à la putréfaction produite par les germes contenus dans l'atmos-
phère, et il s'appuya sur cette hypothèse pour édifier sa
méthode.

D'autres observateurs s'efforcèrent depuis lors, d'entrer plus avant dans la question et d'isoler ces germes.

En 1878, Pasteur lut à l'Académie des sciences une
note sur la théorie. des germes et ses applications à la
médecine et à la chirurgie ; il avait isolé et étudié le vibrion pyogénique et le vibrion septique.

Deux ans plus tard, il complétait ses recherches par
l'étude étiologique du furoncle, de l'ostéomyélite et de la
fièvre puerpérale, et préconisait la méthode des cultures
et des inoculations.

Kocher, Cornil, W. Cheyne, Koch, trouvèrent toujours des microbes dans le pus.

Enfin, Ogston ayant examiné le pus de 74 abcès
chauds, avant toute ouverture, y rencontra constamment
des micrococoques.

Lemière (de Lille) fait remarquer que le pus des abcès
récents donne une culture riche et facile ; que celui d'abcès plus anciens donne une culture plus pauvre, parfois
négative, mais que toujours on trouve dans la paroi une
quantité notable de micro-organismes.

Il y a des microbes dans les abcès : quels sont-ils ?

Parmi les nombreux micrococoques que l'on a isolés
dans le pus, il en est un certain nombre qui se rencontrent
d'une manière plus constante.

Il faut citer en première ligne le *staphylococcus pyogenes aureus,* le plus fréquent de tous dans les suppura-

tions aiguës, et le *streptococcus pyogenes* qui paraît en relation avec les suppurations phlegmoneuses graves ; il serait pour Rosenbach l'organisme principal de la pyohémie ; on le rencontre seul ou associé au précédent.

Viennent ensuite : le *staphylococcus pyogenes albus* et le *citreus*, souvent associés à l'*aureus* ; le *micrococcus pyogenes tenuis*, et enfin le *bacillus pyogenes fœtidus* observé par Passet dans les abcès péri-rectaux.

En dehors des microbes dits pyogènes, l'examen d'abcès survenus dans le cours de maladies infectieuses y a révélé la présence des microbes de ces maladies : il est alors permis de se demander si ces microbes deviennent accidentellement pyogènes, ou s'ils ne font que préparer le terrain aux microbes pyogènes proprement dits. A l'appui de la première hypothèse, M. le professeur Verneuil a rapporté le cas d'un panaris dont le pus renfermait la spirille de la salive (Clado) : ce panaris était consécutif à une blessure par crochet de dentier.

Les micro-organismes du pus étant isolés et différenciés, y a-t-il entre eux et la suppuration une relation certaine ?

Garré s'inocula par piqûre et par frictions des cultures pures de *staphylococcus pyogenes aureus* : le résultat fut un abcès dans un cas, un anthrax dans l'autre, tous deux renfermant le microbe inoculé.

Zuckermann, Bockhardt et Bumm obtinrent sur eux-mêmes des résultats analogues.

Knapp, faisant des plaies de l'œil chez des lapins, opérait de la façon suivante :

Sur un œil, il observait jusqu'à la fin l'asepsie la plus

rigoureuse ; sur l'autre, il observait la même asepsie, mais à la fin il infectait la plaie avec le *staphylococcus aureus*, et obtenait de ce côté seulement une suppuration contenant ce microcoque.

Les contre-expériences de Hueter et surtout celles de Straus vinrent à l'appui de ces observations. Ce dernier auteur fit 46 expériences sur des lapins, des cobayes et des rats, en s'entourant de précautions antiseptiques minutieuses.

Il leur injecta dans le tissu cellulaire sous-cutané diverses substances telles que : essence de térébenthine, huile de croton, mercure ; des corps solides, et parmi eux le phosphore, furent introduits de même sous la peau, et dans la grande majorité des cas il n'obtint pas trace de pus. Chaque fois qu'il y eut de la suppuration il rencontra dans le pus d'abondants microcoques.

Souvent avec l'essence de térébenthine il obtint un liquide louche renfermant des leucocytes plus ou moins nombreux ; ce liquide ne donnait par l'examen micros-copique et par les cultures qu'un résultat négatif. Il en conclut que les substances irritantes sont phlogogènes et non pyogènes, que « pour qu'il y ait suppuration vraie, il faut l'intervention d'organismes inférieurs », enfin que la suppuration observée dans certains cas était due à des fautes opératoires.

Recklinghausen et Ruijs confirmèrent ces résultats.

La Faculté de Berlin mit la question au concours et Klemperer, arrivé aux mêmes résultats que les auteurs précédents, remporta le prix.

Quoi qu'il en soit, les expériences et les observations

précédentes établissent une relation évidente entre les microbes et la suppuration,

Plusieurs auteurs cependant, ayant repris les expériences d'inoculation de cultures obtinrent parfois des résultats négatifs. La recherche des causes de ces faits contradictoires les amenèrent à serrer le problème de plus près et à étudier les conditions nécessaires aux micro-organismes pour produire la suppuration.

Ces conditions, bien étudiées par Watson Cheyne, dépendent soit du microbe lui-même, soit de l'organisme récepteur.

Les microbes existent à l'état normal dans les voies respiratoires et digestives, à la surface de la peau, et, si leur présence était seule suffisante, la moindre fissure tégumentaire devrait toujours servir de porte d'entrée à la suppuration. D'autre part on a remarqué que les microbes injectés dans le courant sanguin disparaissaient avec rapidité de la circulation. On a constaté leur élimination par le foie, les reins, la mamelle, la glande parotide.

Quelles sont donc, du côté de l'organisme, les conditions requises pour la localisation et le développement des microbes ?

Outre l'influence sur l'individu de la saison, du climat, de la température, il faut noter l'âge, le sexe, l'espèce à laquelle il appartient, l'état général plus ou moins déprimé par une affection aiguë ou chronique, et enfin certaines conditions locales qui ont été l'objet d'expériences précises.

Les embolies et thromboses peuvent servir de point

d'arrêt aux microbes et favoriser leur accumulation en un point donné. En injectant dans les veines des particules solides plus ou moins volumineuses qui servaient de supports aux microcoques, on a pu à volonté produire des gangrènes et des abcès dans tel ou tel organe, dont les capillaires offraient un calibre correspondant aux dimensions des parcelles injectées. Des contre-expériences démontrèrent que ces parcelles privées de microcoques ne déterminaient pas de travail suppuratif dans les points où elles s'arrêtaient (Cheyne, Bonome, Pavlowsky).

Si, après une ligature temporaire, on fait dans le sang une injection de microbes, on observe leur localisation dans les tissus au détriment desquels s'est faite la suspension de la circulation sanguine (Heubner).

Les inflammations locales, les congestions, comme celle par exemple qui accompagne le travail d'accroissement des épiphyses, constituent des causes éminemment prédisposantes, de même que le traumatisme avec ou sans plaie : l'injection dans le sang du microcoque de l'ostéomyélite après fracture osseuse est suivie de la localisation de ce microcoque au foyer de fracture.

On obtient un résultat identique en irritant un point de l'os par une substance chimique ; en déprimant de la même façon la vitalité de tout autre tissu on favorise l'arrêt des microbes au point lésé.

La localisation des microbes dépendrait dans certains cas de l'espèce à laquelle ils appartiennent, et Cheyne cite ce fait que les abcès primitivement profonds de la mamelle ne contiennent que des staphylocoques qui après avoir pénétré dans les conduits galactophores se développent dans les acini et envahissent ultérieurement le tissu interstitiel ; les streptocoques au contraire seraient en rapport avec les lymphangites superficielles et pénétreraient dans les lymphatiques par les crevasses du mamelon.

Nous voici amené à parler des conditions qui dépendent des micro-organismes eux-mêmes.

Nous avons vu que les embolies et les thromboses favorisaient leur arrêt en des points variables de l'organisme. Ces embolies ou thromboses peuvent n'être constituées uniquement que par les microbes : ce fait a lieu lorsqu'ils sont en nombre considérable, ou lorsque leurs dimensions sont supérieures au calibre des capillaires qu'ils ont à traverser. C'est pour ce dernier motif que les staphylococci *aureus* et *albus*, confiés au courant sanguin, déterminent régulièrement des abcès dans le rein du lapin.

Chauveau, Fehleisen et Watson Cheyne ont institué des expériences intéressantes montrant que les symptômes observés varient avec le nombre des microbes injectés. Cheyne est arrivé aux résultats suivants avec le *proteus vulgaris :*

225 millions de microbes déterminent la mort du lapin en 24 heures ;

56 millions amènent la mort en six semaines avec formation d'un abcès étendu ;

8 millions déterminent un petit abcès sans gravité.

Au-dessous de ce nombre on n'obtient plus rien. Il a fait avec les staphylocoques des expériences analogues.

Les injections de cultures concentrées seraient moins

actives que celles où le véhicule est plus abondant : la tension du liquide dans les tissus y constitue peut-être un traumatisme qui diminue leur vitalité et les prédispose à l'infection.

C'est l'appréhension de cette tension qui a fait employer le drainage à Lister, dans les plaies opératoires récentes.

Enfin, la virulence des microbes varie beaucoup avec l'âge et la pureté de la culture, avec la présence de microbes d'espèces différentes qui viennent corroborer l'action des premiers, ou jouer vis-à-vis d'eux le rôle d'antagonistes. Flügge a démontré, par exemple, que le *bacillus fluorescens putridus* tue le staphylococcus pyogenes aureus.

### Suppuration non microbienne.

Dans sa note de 1878, Pasteur déclarait avoir déterminé de la suppuration en introduisant dans le tissu cellulaire d'animaux des fragments de laine et des particules de charbon qu'il avait pris la précaution de chauffer ; il n'en accordait pas moins aux micro-organismes un rôle prépondérant dans la pyogénèse.

Ces expériences furent reprises avec ardeur en Allemagne et exécutées avec les précautions les plus minutieuses.

Elles donnèrent d'abord des résultats contradictoires dus aux conditions diverses dans lesquelles on expérimentait. Ces conditions se dégagèrent peu à peu, furent mieux étudiées ; nous passerons en revue les principales.

L'espèce de l'animal en expérience paraît jouer un rôle des plus importants.

Grawitz et de Bary ont démontré qu'il est très difficile de déterminer chez le lapin la suppuration, à l'aide de substances irritantes aseptiques ; que rien au contraire n'est plus facile chez le chien. Aussi la critique a-t-elle surtout relevé dans le travail de M. Straus ce fait qu'il n'a jamais opéré sur le chien.

Certaines espèces étant réfractaires à ce genre de suppuration, il est intéressant de se demander dans quelle catégorie doit être placée l'espèce humaine.

Tout d'abord le pus non microbien a-t-il été cliniquement rencontré ? Rosenbach a cité deux cas de kystes hydatiques du foie suppurés, dans lesquels il lui aurait été impossible de rencontrer des micro-organismes. Watson Cheyne, d'autre part, a longuement recherché des faits analogues et il n'a réussi à rencontrer du pus aseptique que dans des pustules apparues aux alentours d'une plaie sous un pansement au sel Alembroth. Ce fait montre du moins la possibilité d'obtenir chez l'homme une suppuration par des irritants aseptiques.

Les injections hypodermiques nous fournissent un moyen d'étudier cette question chez l'homme. Il est d'expérience journalière que, faites soigneusement, avec quelques précautions antiseptiques elles ne déterminent pas d'abcès.

Balzer et Klumpke ont fait des injections de chloroforme, d'antipyrine, de calomel et d'oxyde jaune, à la suite desquelles ils n'ont observé que de l'inflammation sans suppuration.

Balzer et Reblaub firent ensuite des injections de mercure métallique sous forme d'huile grise et ils obtinrent du vrai pus sanguinolent sans microcoques ; ils donnèrent à ces collections le nom d'abcès nécrosiques.

Lang opérant avec la même substance n'obtint pas de suppuration ; peut-être l'émulsion mercurielle qu'il employait était-elle plus parfaite, peut-être le siège et la profondeur des injections étaient-ils différents.

Chez le chien on obtint des résultats semblables, le mercure métallique donnait des abcès, ce que ne faisaient pas les sels mercuriels.

Des faits connus jusqu'ici nous pouvons conclure que chez l'homme la suppuration non microbienne spontanée n'est pas démontrée ; mais qu'elle est possible expérimentalement.

Grawitz et de Bary ayant fait des expériences au sujet de la quantité des substances injectées trouvèrent que l'injection d'une petite quantité d'eau non stérilisée ne donnait rien la plupart du temps, tandis qu'une grande quantité d'eau stérilisée donnait parfois de la suppuration Orthmann qui fit des expériences analogues n'est cependant pas arrivé au même résultat.

Les substances dont on s'est servi dans les expériences sont très variées, solides ou liquides.

Les corps solides aseptiques introduits dans les tissus sont tolérés sans réaction : la chirurgie actuelle en fournit chaque jour la preuve en abandonnant dans les tissus des fils d'argent ou de soie.

Tuffier dans ses études sur la chirurgie du rein a abandonné des cristaux de spath fluor dans le bassinet sans provoquer aucune réaction.

Les liquides indifférents stérilisés, comme le lait et l'huile, donnent des résultats négatifs à moins qu'on ne les injecte en grande quantité.

Il n'en est pas de même des liquides qui exercent sur les tissus une action chimique plus ou moins prononcée : ils déterminent l'apparition de troubles divers, depuis le gonflement œdémateux jusqu'à la suppuration vraie.

Dans ses expériences sur le chien, Uskoff a toujours obtenu de la suppuration sans microcoques avec l'essence de térébenthine.

Orthmann reprit ces expériences sous la direction de Rosenbach, confirma ces résultats et en obtint de semblables avec le mercure.

Conheim et Councilman, s'entourant des précautions les plus minutieuses, firent chez le lapin des injections d'huile de croton mélangée d'huile d'olive, et obtinrent du pus sans micro-organismes.

Mêmes résultats avec le pétrole, l'ammoniaque et le nitrate d'argent.

Ces différentes expériences furent reprises et leurs conclusions confirmées par de Christmas-Dirking-Holmfeldt dans le laboratoire de M. le professeur Cornil.

En faisant varier la concentration de ces diverses substances, on obtient des effets différents ; soit un gonflement inflammatoire passager, soit une sérosité louche contenant peu de leucocytes, soit du pus véritable.

Les effets varient aussi avec le siège de l'injection, puisqu'il est démontré que le tissu cellulaire suppure plus facilement que le muscle.

### Mode d'action des microbes et des agents chimiques.

La suppuration par les microbes et la suppuration par les agents physico-chimiques étant établies, il devenait intéressant de pousser plus à fond ces études et de rechercher le mode d'action de ces deux sortes d'agents sur les tissus. Peut-être allait-on trouver un moyen de concilier ces deux ordres de faits.

Comment agissent les micro-organismes du pus en présence des tissus? Jouent-ils simplement le rôle de corps étrangers, comme le pensait tout d'abord Pasteur?

Leur présence constitue-t-elle une irritation suffisante, en dehors de toute autre action, pour déterminer du côté des tissus des phénomènes réactionnels aboutissant à la formation de pus? Or, nous savons que les tissus tolèrent parfaitement un corps étranger s'il est inerte et aseptique, ce qui n'a pas lieu si ce corps étranger possède une action chimique ou apporte avec lui des micro-organismes.

Il ne reste que l'hypothèse d'une action chimique exercée par le microbe, hypothèse justifiée depuis que l'on connaît les alcaloïdes toxiques et les ferments solubles qui accompagnent les microbes dans leurs différents milieux de culture.

Scheurlen ayant injecté sous a peau d'un animal, de l'extrait stérilisé de viande pourrie obtint du vrai pus sans micro-organismes.

Grawitz isola de cet extrait la cadavérine de Brieger, expérimenta avec elle et obtint les mêmes résultats que Scheurlen.

Enfin, de Christmas démontra que l'on pouvait isoler des cultures et des corps de *staphylococcus pyogenes aureus*, plusieurs substances chimiques possédant un effet pyogène très prononcé. Le pus obtenu par ces substances se résorbait facilement si on l'injectait à d'autres animaux et ne contenait pas trace de micro-organismes.

Nous avons vu, en étudiant la suppuration microbienne, que des substances chimiques injectées dans les tissus prédisposaient ceux-ci à l'invasion microbienne, au même titre qu'un traumatisme mécanique.

Reprises avec les substances chimiques produites par les microbes, ces expériences fournirent des résultats très intéressants. Grawitz et de Bary démontrèrent qu'il suffisait de traces de *staphylococcus pgogenes aureus* pour produire un abcès, si l'on injectait en même temps une certaine quantité de culture de *prodigiosus*.

G. H. Roger prouva même qu'à l'aide de cette culture on pouvait infecter le lapin avec des micro-organismes auxquels il est réfractaire : avec ceux du charbon symptomatique et d'une variété de gangrène gazeuse.

Les substances chimiques produites par une espèce de microbes préparant les tissus à en recevoir une autre espèce, on s'explique les suppurations faciles et abondantes qui surviennent fréquemment chez les typhiques convalescents : l'aptitude de ces malades à contracter la tuberculose est une autre preuve à l'appui de ces faits.

Enfin, les microbes n'agissent pas seulement par l'intermédiaire de leurs alcaloïdes et de leurs ferments, ils empruntent encore aux tissus les éléments dont ils ont besoin pour se développer, en particulier l'oxygène.

Le problème se réduit donc à savoir comment agissent les substances chimiques, quelle que soit leur origine pour produire la suppuration.

On sait, d'après Cornil et Ranvier, que la prolifération des cellules conjonctives et l'exagération de la diapédèse normale en un point de l'organisme sont les antécédents obligés de la suppuration ; mais qu'il n'y a de suppuration véritable que si un trouble ou un arrêt de nutrition viennent entraver le développement de ces cellules.

Dans ce cas, on observe des cellules à noyaux multiples montrant que la prolifération s'est arrêtée après la division des noyaux, sans que la division du protoplasma ait pu s'effectuer, faute d'apports nutritifs suffisants. Ces cellules à noyaux multiples sont les globules du pus.

Ces troubles de nutrition, les microbes peuvent les provoquer de deux manières ; par l'oxygène qu'ils empruntent aux cellules pour se développer et par les substances chimiques qu'ils excrètent ; ces substances tuent les cellules en les intoxiquant; d'autre part, et Watson Cheyne insiste beaucoup sur ce point, les ferments solubles que produisent les microbes transformeraient en peptones l'exsudat fibrineux qui résulte de l'union du fibrinogène issu des vaisseaux avec la substance fibrino-plastique fournie par les cellules (1). Nous donnons sous toute réserve cette opinion dont la démonstration n'est pas faite.

(1) Cette théorie de la formation de la fibrine appartient à Denis (de Commercy); elle a été reprise par Schmidt.

Quant aux substances purement chimiques indépendantes de celles que produisent les microbes, on peut leur accorder sans peine une action d'arrêt sur la nutrition cellulaire ; en dehors de ce pouvoir toxique, certaines d'entre elles posséderaient par leur affinité pour l'oxygène un pouvoir asphyxiant qui rappelle celui des microbes : l'essence de térébenthine, par exemple, et le mercure métallique qui agit peut-être en s'oxydant (Lemière).

Seul le pouvoir peptonisant manquerait à ces substances.

Il est temps de nous arrêter dans cette voie où nous rencontrerions plus d'hypothèses que de faits bien établis.

Quelle que soit la manière dont agissent sur les tissus les substances chimiques capables d'entraîner la suppuration, il n'en paraît pas moins démontré qu'elles sont la cause prochaine de cette suppuration, et nous répéterons avec de Christmas : « La suppuration aiguë doit « être considérée comme l'effet d'une réaction de l'or- « ganisme contre certaines substances chimiques, qu'el- « les soient de nature purement chimique ou qu'elles « soient produites par des êtres vivants ».

Il faut cependant établir une importante distinction entre la suppuration produite par des substances chimiques stérilisées et celle qui résulte de l'action de substances chimiques importées par des êtres vivants qui, en se multipliant, renouvellent ces substances et en augmentent incessamment la quantité.

Dans le premier cas, on a une suppuration bien localisée, sans nulle tendance à infecter les tissus voisins ou l'organisme entier.

Dans le deuxième cas, au contraire, le foyer purulent tend à s'accroître en raison directe de la dépression de l'organisme récepteur et du peu de résistance qu'opposent les tissus au développement des microcoques.

Lister qui a beaucoup insisté sur l'action irritante des antiseptiques et sur l'intérêt qu'il y a à ne pas prolonger leur contact avec les plaies, sous peine d'amener ou d'entretenir la suppuration, a dit, en comparant leurs effets sur les plaies avec ceux des substances putrides :

« Les antiseptiques en contact prolongé avec les
« plaies récentes peuvent en amener la suppuration,
« mais ils n'agissent que sur les points qu'ils touchent,
« et chaque goutte d'exsudat les affaiblit en les diluant ;
« les corps putréfiants, au contraire, étendent au loin
« leur action, chaque goutte d'exsudat est un milieu
« favorable à leur développement. »

Relevons, en terminant, l'ingénieuse hypothèse du phagocytisme de Metchnikoff pour expliquer le mode de résistance de l'organisme à l'invasion microbienne : Pour cet auteur, les leucocytes versés en si grand nombre par les vaisseaux dans le point envahi par les microbes, sont les ennemis naturels de ces microbes : ils les englobent dans leur protoplasma et les détruisent. M. le professeur Cornil, se basant sur cette théorie, explique de la façon suivante la formation de l'abcès et l'infection dont cet abcès peut être l'origine :

« Si l'on a injecté sous la peau à un animal une culture
« pure de staphylocoques, les vaisseaux capillaires se
« dilatent, la circulation se ralentit, des globules blancs,
« des globules rouges sortent des vaisseaux et infiltrent

« les mailles du tissu cellulaire en donnant lieu à un
« œdème inflammatoire. Bientôt les fibres du tissu con-
« jonctif se ramollissent sous l'influence des microbes,
« et se fluidifient en se transformant en peptones.

« Un foyer liquide, dans lequel sont en suspension
« globules et microcoques, ne tarde pas à se former ; la
« couleur laiteuse du pus est due aux cellules libres
« tenues en suspension dans le liquide. Les leucocytes
« s'emparent des micro-organismes. Si les globules
« blancs sont nombreux, les microbes rares et le sujet
« résistant, une accumulation, une muraille de leucocytes
« se forme autour de l'abcès et l'isole, empêchant les
« microbes de se diffuser et limitant le tout à un petit
« foyer de suppuration bien localisé.

« Si dans cette lutte des cellules contre les parasites,
« ces derniers restent les plus forts, ils pénétreront par
« effraction dans les voies lymphatiques et arriveront aux
« ganglions lymphatiques.

« Ils peuvent encore s'y arrêter définitivement, mais
« il est possible aussi qu'ils franchissent les ganglions et
« pénètrent avec la lymphe dans le sang. Ils ont d'ailleurs
« pu déjà, soit dans le foyer purulent, soit à son pour-
« tour, passer dans les capillaires et les petites veines,
« qui les ont transportés dans la circulation sanguine.

« Alors éclateront les phénomènes de pyohémie et de
« septicémie. »

Pour de Christmas et Ribbert, ce sont les cellules
conjonctives proliférées à la périphérie du foyer qui con-
tribuent le plus à sa limitation.

# TRAITEMENT

Un abcès chaud, qu'il soit ou non microbien, doit être traité par la méthode antiseptique, car s'il ne contient pas de microbes avant son ouverture, il est toujours susceptible de s'infecter secondairement.

La méthode antiseptique appréciée surtout au point de vue de la réunion des plaies opératoires, ne l'a pas été toujours, autant qu'elle le mérite, au point de vue du traitement des collections purulentes aiguës. Toutes les réflexions que l'on pourrait faire à ce sujet ne vaudraient pas un regard jeté sur le passé pour prendre une idée précise des progrès accomplis. C'est ici surtout que l'on peut voir combien la chirurgie de la première moitié de notre siècle est inférieure à celle des siècles précédents où les onguents et les baumes réalisaient dans le traitement des plaies une antisepsie inconsciente.

Nous lisons l'article de Roux et Bérard dans le *Dictionnaire en 30 volumes* :

« Après l'incision on facilite la sortie du pus par pres-
« sions lentes, sans qu'il soit toutefois besoin de vider le
« foyer complètement; on interpose un peu de charpie
« mollette entre les lèvres de la plaie; on applique un cata-
« plasme émollient dont l'usage doit être continué jusqu'à
« ce qu'il n'y ait plus de traces d'inflammation dans les par-
« ties qui ont été le siège de l'abcès. Dès le second panse-
« ment on supprimera la mèche; la plaie est simplement

« couverte avec un plumasseau enduit de cérat ou d'un
« digestif doux qu'on remplace bientôt par de la charpie
« sèche. A cela se réduit l'office de l'art dans un très
« grand nombre d'abcès phlegmoneux. »

« Malgré cela on est encore fort souvent dans la néces-
« sité de faire succéder d'autres soins ou même quelque
« opération nouvelle à la première ouverture d'un abcès
« par une ou plusieurs incisions. Soit qu'on n'ait pas fait
« de prime abord tout ce qu'il était indiqué de faire, soit
« que les ouvertures déjà pratiquées ne soient pas disposées
« de la manière la plus favorable pour l'écoulement du pus,
« soit enfin qu'il y ait un nouveau travail de suppuration et
« que l'abcès se soit étendu au delà de ses premières limi-
« tes, il se forme des sinus d'où le pus ne s'écoule qu'in-
« complètement et dans lesquels une partie de ce fluide
« séjourne et se déprave. Il y a lieu de soupçonner qu'il en
« existe, quand, dans l'intervalle d'un pansement à un
« autre, la suppuration est plus abondante que ne le com-
« porte l'étendue primitive de l'abcès, et que cela ne de-
« vrait être relativement au temps qui s'est écoulé depuis
« que cet abcès a été ouvert. »

Un peu plus loin :

« Il est des cas dans lesquels on tire quelque parti
« d'injections détersives ou stimulantes ; les anciens y
« avaient plus souvent recours qu'on ne le fait de nos
« jours et peut-être avons-nous trop négligé ce genre de
« médication. »

Ces injections furent remises en honneur un peu plus
tard, et en particulier les injections d'alcool et de vin aro-
matique ; mais elles étaient plutôt usitées dans le traite-

ment des abcès froids dont nous n'avons pas à nous occuper.

Marc-Antoine Petit (de Lyon) avait essayé d'obtenir l'accolement immédiat des parois d'abcès phlegmoneux, afin d'éviter les inconvénients de la suppuration qui suivait toujours l'incision de ces abcès. Il enfonçait dans le foyer purulent une aiguille incandescente et aspirait le pus à l'aide d'une ventouse; il se servit ensuite d'un appareil à faire le vide. Il obtint souvent l'accolement immédiat qu'il recherchait; ses succès, mis en doute par ses contemporains, ne nous étonnent plus aujourd'hui, car il se mettait inconsciemment dans des conditions d'asepsie fort remarquables pour son temps.

Cette pratique était trop contraire aux idées admises sur la suppuration et la marche des abcès chauds, pour fixer l'attention des chirurgiens d'alors; elle prit rang parmi les curiosités bibliographiques, et il faut arriver jusqu'à Chassaignac pour rencontrer de nouveau cette tentative.

Petit avait appliqué cette méthode à des abcès de toutes dimensions; Chassaignac la réserva aux abcès de petit et de moyen volume. Il les ponctionnait au bistouri le plus tôt possible, vidait à la ventouse, faisait une injection détersive soigneuse, aspirait de nouveau à la ventouse, jusqu'à la dernière goutte, le liquide injecté et appliquait un pansement occlusif.

Il obtenait quelquefois une guérison parfaite par accolement des parois, et souvent la reproduction d'un peu de liquide dont la résorption se faisait rapidement. Une fois, trouvant une fluctuation manifeste qui lui faisait craindre que l'abcès ne se fût reproduit, il ouvrit de nouveau et ne trouva qu'un peu de liquide huileux, transparent qui ne ressemblait en rien à du séro-pus, encore moins à du pus. Dans quelques cas rares, le pus se reproduisit. Ces résultats soulevaient une objection sérieuse : comment reconnaître, en cas de reproduction de l'épanchement, si l'on était en présence de pus ou de sérosité ?

Quoi qu'il en soit, les tentatives de Petit et de Chassaignac démontraient ce fait très intéressant que le pus ne se reproduit pas nécessairement dans un foyer purulent soigneusement évacué et maintenu à l'abri de l'air et des objets extérieurs ; qu'au contraire la formation du pus peut cesser aussitôt après la première évacuation faite dans ces conditions, et que les parois peuvent se réunir par accolement immédiat.

Nous voici déjà bien loin de l'article cité plus haut, et cependant ces résultats si importants étaient condamnés à demeurer inféconds jusqu'à ce que la pathogénie mieux connue de la suppuration vînt leur prêter appui.

Aux abcès profonds et volumineux Chassaignac appliqua sa méthode de drainage, traversant l'abcès de part en part avec son trocart courbe, et ramenant à la suite de l'instrument, quand il le retirait, un drain de caoutchouc qui assurait l'écoulement du pus. Cette pratique constituait un progrès considérable dans le traitement des grands abcès chauds, en supprimant la cause la plus fréquente des accidents infectieux consécutifs à leur ouverture : la stagnation du pus et sa décomposition putride.

La méthode antiseptique conserva le principe du drainage, tout en lui donnant une autre application.

Avant d'entrer dans le détail de la méthode de Lister appliquée au traitement des abcès phlegmoneux il nous paraît indispensable de rappeler combien les travaux faits dans notre siècle sur le système lymphatique, tant en France qu'à l'étranger, contribuèrent à éclairer les chirurgiens sur la marche des suppurations aiguës; ces travaux joints à ceux de Tyndall et de Pasteur sur les germes, sont l'origine des derniers progrès accomplis dans le traitement de ces suppurations.

M. le professeur Sappey, dont les travaux sur le système lymphatique sont justement admirés, appela, l'un des premiers, l'attention des pathologistes sur le rôle des vaisseaux blancs dans les processus inflammatoires : « Aucun fait, dit-il, ne démontre que le tissu cellulaire est « irritable ; ce qui s'enflamme dans ce tissu, ce sont les « veines et les lymphatiques qui le traversent; là où il en « est dépourvu on ne le voit pas s'enflammer. »

Nélaton s'attacha à cette idée, la développa et montra que dans la grande majorité des cas, des abcès sans cause locale apparente prenaient leur point de départ dans une écorchure, dans une plaie quelconque, en général superficielle, plus ou moins éloignée du siège de l'abcès ; des traînées de lymphangite reliaient la plaie au foyer purulent.

Dolbeau reprit ces idées et les exposa en particulier dans ses leçons sur les inflammations du membre supérieur, et dans la thèse de son élève Chevalet (1875).

De son côté M. le D<sup>r</sup> Lucas-Championnière avait publié en 1870 un mémoire sur les lymphatiques de l'utérus et leurs lymphangites ; il reprit cette étude en 1875 et montra le rôle capital joué par les lymphatiques dans la pathologie utérine :

« On a trouvé des lymphatiques partout, dit-il, on a
« retrouvé leurs éléments caractéristiques au milieu de
« tous les tissus, on leur découvre une physiologie pa-
« thologique d'une importance immense.

« En décrivant leur origine, leurs connexions avec les
« séreuses, avec le tissu cellulaire, avec les glandes, on a
« ouvert une voie nouvelle aux recherches des anato-
« mistes et des pathologistes.

« On a fait laborieusement toutes ces découvertes sur
« des vaisseaux mal visibles à l'œil nu, de petit calibre,
« qu'on n'étudiait que par des artifices spéciaux ou à l'ai-
« de du microscope.

« Un organe présentait pourtant de ces vaisseaux à un
« état de développement monstrueux, dans une abon-
« dance à peine croyable. Sur l'utérus, un système lym-
« phatique immense s'offrait à l'observateur, de cette
« étude on pouvait tirer des conséquences très impor-
« tantes pour l'étude des lymphatiques en général, et on
« devait tirer aussi les notions les plus précises pour l'ana-
« tomie et la pathologie de l'utérus. »

Nous avons vu dans notre étude pathogénique que les abcès chauds de l'homme sont toujours de nature micro-bienne, exception faite de certains cas très spéciaux qui démontrent la possibilité d'une suppuration aseptique dans l'espèce humaine.

Les abcès chauds peuvent être divisés en trois groupes :

*Abcès locaux*, se formant au point d'entrée d'un corps étranger septique et ne dépassant pas cette limite ;

*Abcès à distance*, survenant à une distance plus ou moins grande du point d'entrée des micro-organismes, qu'il y ait eu ou non formation d'abcès au point d'entrée ; l'infection se fait dans ce cas soit par les voies lymphatiques, soit par les veines du système porte où se confine parfois l'infection ;

*Abcès multiples généralisés*, envahissant différents points de l'organisme presque en même temps, comme dans l'infection purulente, dans certains états généraux infectieux ; l'infection se propage alors par l'intermédiaire de la circulation générale.

Nous nous occuperons un instant des abcès à distance se propageant par les voies lymphatiques, ce sont les plus fréquents de tous.

Ces abcès peuvent se développer sur tous les points du système lymphatique, sur le trajet des vaisseaux ou dans les ganglions auxquels ils aboutissent ; une angioleucite partie d'une plaie des extrémités peut envahir progressivement tout un département du système lymphatique, semant le long de son parcours des foyers purulents qui se forment surtout dans les points où l'arrêt des micro-organismes est favorisé par les dispositions anatomiques, c'est-à-dire au niveau des sinuosités que décrivent les vaisseaux blancs ou dans les ganglions. On comprend alors l'intérêt qu'il y a à intervenir de bonne heure afin de limiter l'infection dès ses premières étapes.

Suivant que les lymphatiques envahis sont superficiels ou profonds, les abcès et phlegmons occupent une situation correspondante. Les lymphatiques superficiels suivent les veines superficielles, de là vient que Velpeau rapportait à une phlébite externe les abcès échelonnés en apparence le long de ces veines, et en réalité le long des lymphatiques ; ce qui n'empêche, disons-le en passant, que Velpeau prévoyait très bien le rôle immense que les lymphatiques étaient appelés à jouer en pathologie. Les lymphatiques profonds suivent le trajet des artères importantes ; il en résulte que pour ouvrir les abcès et phlegmons profonds, la méthode la plus sûre consiste à opérer comme si l'on voulait faire la ligature de ces artères.

L'infection qui suit les voies lymphatiques n'est pas nécessairement dirigée par le cours de la lymphe ; les angioleucites peuvent aussi bien suivre une marche rétrograde qu'une marche ascendante ; la plaie d'origine d'un phlegmon de la jambe peut siéger aussi bien à la cuisse qu'au pied. M. le D^r Championnière a vu des plaies superficielles de la main déterminer de l'adénite axillaire, puis des abcès du sein.

Ces considérations sur l'importance des lymphatiques en matière de suppuration s'appliquent aussi aux abcès des glandes ; nous croyons même que l'exagération est moins à craindre ici que partout ailleurs, le système lymphatique de ces organes présentant en général un très riche développement.

Tel est le cas de la glande mammaire : l'origine angioleucitique des abcès du sein a été bien contestée, et pourtant Nélaton ne nous paraît pas avoir dépassé la mesure dans le passage suivant :

« Le véritable point de départ des inflammations « suppuratives de la mamelle réside dans les gerçures du

« sein et dans les ulcérations de nature variée qui ont
« pour siège les parties centrales de cet organe.

« De même que la tuméfaction inflammatoire du bras
« et de la jambe reconnaît pour principe une angioleucite
« et pour point de départ une petite plaie de l'extrémité du
« membre, de même aussi l'abcès mammaire peut être la
« conséquence d'une angioleucite déterminée elle-même
« par une gerçure du sein entretenue par les efforts réité-
« rés de l'enfant qui veut saisir le mamelon, et sans cesse
« irritée par les mouvements de succion, le contact pro-
« longé du lait et de la salive qui séjournent et se décom-
« posent entre les lèvres de la solution de continuité.

« L'angioleucite apparaît ici sous une forme sympto-
« matique différente de celle que l'on observe dans les
« membres, elle offre des caractères spéciaux en rapport
« avec la disposition des vaisseaux lymphatiques et la
« structure anatomique de la glande. Une fois déter-
« minée, cette inflammation se propage rapidement vers
« la profondeur de l'organe. Le trajet des lymphatiques
« rend parfaitement compte de cette particularité.

« Qu'on jette les yeux sur les merveilleuses injections
« lymphatiques de la mamelle, dont M. Sappey a enrichi
« nos collections anatomiques et l'on verra avec surprise
« l'abondance de ces vaisseaux qui presque tous prennent
« naissance sur l'aréole mammaire et sur le mamelon
« lui-même ; en les suivant de l'œil dans l'épaisseur de la
« glande, on les voit partir de ce centre commun pour se
« ramifier en suivant les cloisons fibreuses de la mamelle
« et se disperser en divergeant dans toutes les directions.
« Nous appellerons surtout l'attention sur un point très

« important et très propre à porter la conviction dans les
« esprits : c'est le rapport assez direct qui existe entre le
« siège de l'inflammation mammaire et la situation de la
« gerçure. Si l'ulcération occupe la partie supérieure du
« mamelon, très probablement l'engorgement inflam-
« matoire se produira dans le segment supérieur de la
« mamelle. »

« L'ulcération occupe-t-elle la partie latérale externe
« ou la partie inférieure de l'aréole, c'est à la partie infé-
« rieure et externe du sein que l'on verra survenir l'inflam-
« mation phlegmoneuse ; elle semble se propager direc-
« tement du centre à la circonférence de la mamelle et
« en « suivant la disposition rayonnée des lymphati-
« ques ».

En dehors de la lactation et des gerçures ou excoria-
tions spéciales aux nourrices, on peut, à l'occasion d'une
plaie superficielle quelconque de la région, observer des
abcès du sein. L'eczéma, la gale sont parfois l'origine de
l'angioleucite causale, une infection lymphatique partie
d'un point très éloigné gagne parfois la région mammaire et détermine l'apparition d'abcès. Chez une malade
atteinte d'un érysipèle ambulant, Velpeau a observé six
abcès du sein ; chez une autre malade, il en a vu quatre
comme terminaison d'un érythème noueux.

Les abcès du sein parfois uniques, souvent multiples,
se succèdent souvent les uns aux autres de la profondeur
à la superficie ou de la superficie à la profondeur de la
région indifféremment ; deux où trois abcès situés sur le
trajet d'un même lymphatique ou appartenant à des lymphatiques voisins, peuvent ou non communiquer. S'ils

communiquent, comme il arrive dans les abcès dits *en bouton de chemise* par Velpeau, le trajet plus ou moins long qui relie les deux foyers est frayé non pas par le pus de l'un des abcès décollant devant lui le tissu cellulaire ou rompant une cloison cellulo-fibreuse, mais par une lymphangite suppurée intermédiaire à ces abcès ; autrement dit, les abcès communiquants ne doivent pas cette communication à la progression de leur pus l'un vers l'autre, mais à la formation sur place d'un trajet purulent lymphangitique qui établit le trait d'union.

Quant à la pénétration des microbes pyogènes dans les canaux excréteurs des glandes et en particulier ici dans les conduits galactophores, elle n'entraînera de suppuration que si ces canaux ou les acini d'où ils prennent naissance présentent en un point de leur étendue une lésion (dénudation épithéliale, excoriation, fissure), pouvant servir de porte d'entrée à ces microbes.

Les troubles anatomiques qui résultent de la rétention dans les conduits excréteurs des liquides sécrétés par les acini, constituent peut-être une prédisposition à l'invasion microbienne par cette voie : le développement des micro-organismes est alors d'autant moins troublé qu'ils ne sont plus balayés par le courant excréteur.

L'application des considérations générales précédentes à chaque région particulière serait pleine d'intérêt, mais nous entraînerait un peu loin, aussi bornerons-nous là cette digression relative à l'importance du rôle joué par le système lymphatique dans la formation et la marche des collections purulentes aiguës. Il est temps d'entrer dans le détail de la méthode antiseptique et de parler des beaux résultats qu'obtint Lister, grâce à elle, dans le traitement des abcès phlegmoneux.

Les travaux de Pasteur lui révélèrent la voie dans laquelle il fallait s'engager. Dès 1867 il s'occupa du traitement antiseptique des abcès, le perfectionna progressivement et en formula les règles de la façon suivante en 1875 :

Ouvrir très antiseptiquement au bistouri ; au début, il opérait sous un mastic phéniqué, plus tard, sous le spray ;

Vider exactement par pressions lentes et continues ;

Drainer pour favoriser l'écoulement de sérosité qui suit l'ouverture de l'abcès ;

Enfin se garder contre la putréfaction par un pansement très antiseptique « alors, dit-il, on est témoin de ce « beau spectacle : cessation de la suppuration immédiate- « ment après la sortie du pus original, et diminution « progressive de l'écoulement séreux jusqu'à fermeture « de la cavité de l'abcès ; si le traitement antiseptique « n'avait fait que produire une telle révolution dans le « traitement des abcès, et jeter une telle lumière sur « leur pathologie, il aurait déjà bien mérité la gratitude « du chirurgien. »

Malgré les publications et l'exemple de M. Lucas-Championnière, on continua longtemps encore à n'accorder au traitement des abcès par la méthode antiseptique qu'une médiocre attention. L'incision se faisait avec des précautions préliminaires insuffisantes ou nulles, et le pansement constitué essentiellement par des compresses ou de la charpie trempées extemporanément dans une solution alcoolique ou phéniquée forte ou faible, était bien moins un pansement antiseptique qu'un pansement avec des antiseptiques. De là aux précautions listériennes il y avait loin, malgré qu'on prétendit obtenir une guérison aussi rapide avec ce pansement qu'avec celui de Lister.

Cependant M. le professeur Trélat signalait dans ses cliniques et au congrès de Reims, les beaux résultats que lui donnait le pansement de Lister dans le traitement des abcès chauds.

En 1883, nous trouvons une thèse de Vérut sur les abcès chauds et leur traitement antiseptique, travail intéressant qui nous a fourni plus d'un renseignement, et où l'on rencontre à chaque pas l'inspiration de M. Lucas-Championnière.

Il parut en 1884, dans l'*Union médicale* une correspondance entre MM. Polaillon et Richelot, de laquelle il ressort clairement que ce dernier chirurgien a obtenu par la méthode de Lister fidèlement observée, des guérisons d'abcès beaucoup plus rapides que celles obtenues par M. Polaillon qui prenait moins de précautions et pansait avec des compresses trempées dans l'eau phéniquée.

D'ailleurs le traitement antiseptique des abcès ne réside pas dans la nature des substances employées, mais dans la méthode suivie; qu'importent les substances pourvu qu'elles permettent au chirurgien d'atteindre le but qu'il vise.

C'est ici surtout, et M. Lucas-Championnière ne cesse de l'enseigner, c'est ici que la méthode antiseptique veut être suivie dans toute sa rigueur : tel qui peut, à l'aide d'une antisepsie imparfaite, obtenir la réunion par première intention d'une plaie opératoire, n'obtiendra, par le même procédé, ni la suppression d'une suppuration, ni l'accolement immédiat des parois d'un abcès phlegmoneux. La réinfection des surfaces suppurantes se fait avec une désespérante facilité, les micro-organismes y trouvent un milieu très favorable à leur multiplication. Les épithèmes plus ou moins malpropres que l'on appliquait autrefois sur les abcès ouverts, mettaient leur cavité dans des conditions plus favorables encore au développement microbien ; la suppuration continuait toujours, devenait quelquefois plus abondante et s'altérait, et, la cause qui l'entretenait demeurant ignorée, cette suppuration consécutive à l'incision semblait être une phase nécessaire dans l'évolution des foyers purulents.

M. Championnière qui, dans sa Chirurgie antiseptique, avait signalé l'heureuse influence des injections phéniquées fortes sur les parois des abcès chauds, reprit en 1881 cette question dans son *Journal du Médecin praticien*. Sa pratique était la suivante :

Ouvrir largement le foyer par une grande incision, vider exactement, et faire un lavage à l'eau phéniquée forte ; suturer les lèvres de l'incision, placer un drain debout et, par un pansement antiseptique aidé de compression, chercher la réunion et l'accolement des parois.

Cette méthode lui donnait d'excellents résultats, consignés du reste dans son travail.

Lister, on a pu le remarquer, ne parle pas du lavage de la poche à l'aide d'un liquide antiseptique, car il pensait alors « que le pus d'une cavité non encore ouverte « étant le produit de la stimulation inflammatoire sans « influence atmosphérique, est exempt de putréfaction,

« de sorte qu'il est inutile d'introduire dans l'abcès l'agent
« antiseptique et qu'il suffit de donner issue au pus tout
« en se tenant en garde contre la pénétration des fer-
« ments putrides ».

Or nous avons vu que tous les abcès observés chez
l'homme avant d'être ouverts, ont été constamment recon-
nus microbiens, que par conséquent l'évacuation simple
de la poche, laissant toujours sur les parois un enduit
purulent, est insuffisante pour débarrasser complètement le foyer de ses micro-organismes. Si le lavage, en
ce cas, n'est pas indispensable, il donne du moins une
sécurité plus grande.

Nous savons aussi que les parois d'abcès contiennent
des microbes en assez grand nombre dans leur épaisseur.
Le pus de certains abcès phlegmoneux déjà éloignés de
leur début ne contient quelquefois plus de microbes, mais
on est toujours sûr de retrouver ces derniers dans les
couches superficielles de la paroi. Il importe donc non
seulement de déterger la surface de ces parois, ce à quoi
l'eau stérilisée suffirait, mais encore d'imprégner ces
parois d'une substance antiseptique qui fasse d'elles un
milieu défavorable au développement des microcoques
qu'elles renferment.

La nécessité de faire passer un liquide antiseptique
dans une poche purulente ne doit pas nous faire oublier
le danger qu'il y aurait à répéter intempestivement ces
injections.

Les substances chimiques irritantes en contact passager avec les tissus n'ont aucun inconvénient, mais si le
contact se prolonge ou se répète trop fréquemment, il en

résulte une irritation capable d'entretenir la suppuration : le danger de réinfection du foyer reparaît.

Le bénéfice que l'on retire d'une action suffisante de l'antiseptique sur la paroi, fait prévoir qu'il y a avantage à se servir de préférence de solutions fortes qui, employées à petite dose, seront beaucoup plus efficaces que de grandes quantités de solution faible.

Voici maintenant, tels que nous les tirons de la pratique et de l'enseignement de M. Lucas-Championnière, les principes qui doivent servir de guides dans le traitement des abcès phlegmoneux :

Se soumettre aux précautions minutieuses qui sont l'accompagnement obligé de toute opération antiseptique ;

Inciser au bistouri, le plus tôt possible, et largement si on peut le faire ;

Vider exactement le foyer par pressions douces et continues ;

Faire dans la cavité une injection antiseptique forte, peu abondante, qu'on fera ressortir complètement, qu'on ne renouvellera plus à moins d'indication formelle ;

Suturer les lèvres de l'incision et placer un drain debout ;

Appliquer un pansement antiseptique et rechercher à l'aide d'une compression méthodique l'accolement des parois.

Entrons maintenant dans quelques détails au sujet de chacune de ces recommandations :

Les précautions relatives à la propreté des mains, des

instruments, de tous les objets qui entreront en contact avec les tissus, la préparation antiseptique de la région malade jusqu'à distance suffisante dans tous les sens, sont de mise ici plus que partout ailleurs.

Le bistouri est l'instrument de choix ; à quel moment faut-il s'en servir ? Le plus près possible du début de l'abcès. Ceci nous rappelle un cas très intéressant observé dans le service de M. Championnière.

Une femme de 26 ans entre dans le service pour un abcès de la fesse gauche et un phlegmon péri-utérin du côté droit, au début.

L'abcès de la fesse est traité.

On constate d'abord un empâtement du côté droit de l'utérus. La température monte à 40°. La douleur s'accentue et bientôt sur la partie droite de la paroi abdominale antérieure, au-dessus de l'arcade de Fallope, se développe un plastron induré étendu de l'épine iliaque antéro-supérieure, un peu en dedans de cette épine, jusqu'au voisinage de la ligne médiane.

La malade est chloroformisée. M. Championnière pratique une incision au-dessus de l'arcade crurale, pénètre dans des tissus œdématiés, se fraye laborieusement une voie jusqu'aux vaisseaux iliaques, et trouve en dedans de ces derniers une masse d'apparence caséeuse qu'il évacue à la curette, — le foyer est nettoyé au chlorure de zinc, — un drain est placé. L'opération fut suivie d'une chute immédiate de la température et l'état général de la malade s'améliora en quelques jours. La guérison se fit sans nouvelle alerte.

Il n'y a que des avantages à inciser prématurément, on

évite l'infection à distance, l'extension sur place du foyer purulent et les désordres plus ou moins graves qui en résultent, on abrège la période douloureuse et la durée de l'abcès, on épargne au malade une dépression souvent fâcheuse de son état général, enfin on opère sur une peau saine qui conserve tout sa vitalité et se prête à la réunion immédiate.

Toutes les fois qu'on le pourra, on pratiquera une incision longue qu'une suture raccourcira ensuite jusqu'au drain ; dans les endroits du corps exposés aux regards on se bornera au strict nécessaire, à moins qu'on ne puisse se dissimuler l'incision dans un repli cutané ; d'une façon générale si le malade est endormi, si l'abcès est volumineux, profond, et s'il paraît mal circonscrit, on n'hésitera pas à se donner le jour nécessaire ; on obtient dans ces cas de très belles réunions immédiates.

Il est évident que l'on fera les contre-ouvertures reconnues nécessaires ; mais on en aura moins souvent besoin si l'on fait de longues incisions.

Après avoir vidé bien complètement la poche et s'être assuré des diverticules qu'elle peut présenter, on procède à l'injection.

Cette injection peut être faite avec des liquides antiseptiques très divers. On a employé des solutions avec les acides phénique, borique, salicylique, thymique, avec le chloral, le sublimé, le biiodure de mercure ; ces solutions ont été employées en quantité variable et diversement titrées.

Un procédé qui paraît avoir donné des résultats satisfaisants entre les mains de certains chirurgiens consiste,

après évacuation du pus, à surdistendre momentané-
ment la poche avec le liquide d'injection (eau phéniquée
forte en particulier), en maintenant les lèvres de l'incision
fermées autour de la canule de la seringue. Cette injection est répétée deux ou trois fois de suite, et l'abcès gué-
rirait rapidement par accolement des parois.

Il nous a été donné d'observer dans le service de
M. Léon Labbé des faits de ce genre : des abcès de l'ais-
selle ouverts de bonne heure, et traités de la sorte avec une
antisepsie soigneuse, n'étaient plus représentés, le troisième jour après leur ouverture, que par le trajet du drain.

D'autres chirurgiens font passer dans les foyers purulents de grandes quantités de solution faible jusqu'à ce
que le liquide ressorte parfaitement clair.

M. Championnière ne se sert que de solutions fortes
possédant une action antiseptique suffisante sur les parois de l'abcès, et ne les emploie qu'en très petite quantité. L'injection est faite en deux ou trois reprises ; quelques pressions sur différents points de la poche y font
voyager le liquide et établissent son contact avec toute la
surface malade. Puis l'évacuation complète de l'injection
est soigneusement faite. Le liquide ressort trouble,
teinté de rouge parfois et entraîne avec lui quelque coa-
gulums ; il est dès lors inutile de poursuivre l'injection
dans le but de la voir revenir claire, car ce liquide trouble n'est malpropre qu'en apparence ; le foyer suffisamment imprégné par la solution concentrée est devenu un
milieu défavorable au développement des micro-organismes, et les substances qu'entraînerait une nouvelle
injection, imprégnées elles-mêmes, sont, comme les

parois, réfractaires à l'infection microbienne ; il n'y a donc pas d'intérêt à s'en débarrasser.

Dans certains abcès profonds difficilement accessibles à la vue et au toucher, dans les abcès périnéphrétiques, par exemple, on ne lance pas volontiers une injection dont on n'est plus maître et qu'on n'est jamais sûr de pouvoir faire revenir en totalité. Mieux vaut, dans ce cas, faire le nettoyage de la poche avec une éponge montée, modérément imbibée de la solution antiseptique ; les frictions exercées par l'éponge sur les parois de l'abcès mettent celles-ci légèrement à vif, ce qui ne paraît pas peu favorable à l'accolement immédiat des parois. On peut d'ailleurs employer ce procédé pour les autres abcès.

M. Lucas-Championnière emploie la solution phéniquée forte, mais dans les cas où il redoute une intoxication par absorption de l'antiseptique, et même dans les cas ordinaires, il emploie volontiers une solution de chlorure de zinc, antiseptique puissant et sûr qu'il apprécie beaucoup.

L'eschare très superficielle que produisent les solutions concentrées de cet agent n'entravent en aucune façon la réunion immédiate, ce qu'il a pu maintes fois constater. Il n'est pas toxique et cela seul en fait une substance précieuse pour la chirurgie infantile.

Sa puissance antiseptique donne une très grande sécurité. Il a cependant son défaut comme tout antiseptique : ses applications sont douloureuses et cette douleur persiste quelquefois pendant plusieurs heures ; le remède est facile, il suffit d'une injection de morphine. D'ailleurs les solutions concentrées au 1/12 sont seules vraiment douloureuses et jamais on ne les emploie sur les grandes surfaces, où on les remplace par une solution au 1/100ᵉ encore très puissante.

L'incision sera, s'il y a lieu, raccourcie par quelques points de suture ; on place un drain debout et l'on applique un pansement antiseptique.

Ce pansement sera large et dépassera suffisamment la plaie en tous sens.

Il sera bien assujetti, non susceptible de se déplacer.

Bien clos de toutes parts, bien garanti contre toute cause d'infection.

Il sera renouvelé tous les 2, 3 ou 4 jours suivant que l'écoulement séreux aura été plus ou moins abondant. Toutes les fois qu'on pourra le faire, on espacera les pansements, afin de restreindre les chances de réinfection.

Aussitôt l'ancien pansement retiré, la plaie est garantie par une compresse antiseptique ; on y touchera le moins possible ; aucune nouvelle injection ne sera faite à moins d'indication formelle, et, en ce cas, on en usera sobrement. Le drain sera retiré au premier pansement, souvent au second ou au troisième en cas d'abcès volumineux dont les parois se rapprochent lentement et où la compression est difficile sinon impossible à appliquer.

Le pansement employé dans le service de M. Championnière est le suivant :

Une ou deux petites compresses de gaze très chargée d'iodoforme.

Quelques sachets de tarlatane renfermant une poudre antiseptique et absorbante (iodoforme, benjoin, quinquina, carbonate de magnésie).

Un imperméable, si l'on prévoit un écoulement séreux abondant, afin de diriger les liquides vers des points éloignés de la plaie.

Quelques plaques d'ouate de tourbe et une bande.

Pour les abcès fétides avoisinant les orifices naturels et dont le pansement est susceptible d'être fréquemment déplacé, la poudre antiseptique est appliquée directement sur la plaie et remplace la compresse d'iodoforme.

Tel est le cas pour les abcès de la fosse ischio-rectale, pour les adéno-phlegmons sous-maxillaires ; ce pansement est très sûr et ces abcès guérissent rapidement.

Ici le chlorure de zinc a une action désinfectante des plus remarquables : une ou deux injections au 1/100 suffisent souvent pour faire disparaître toute fétidité.

La préoccupation de l'état local ne devra pas faire oublier l'état général dont la dépression ne peut que retarder la guérison des abcès.

# OBSERVATIONS

## OBSERVATION I

*Abcès de la cuisse. — Guérison en huit jours. — Chlorure de zinc.* — Service de M. CHAMPIONNIÈRE.

Le nommé L..., Alfred, âgé de 35 ans, boyaudier, entre le 24 juin 1885 à l'hôpital Tenon, salle Nélaton, n° 17.

Il avait été antérieurement amputé de la cuisse.

Il présente à la partie interne et supérieure de la cuisse un abcès probablement dû à la pression du collier de son pilon.

Le 25 juin on incise l'abcès, on le nettoie soigneusement au chlorure de zinc et on le panse avec de la poudre antiseptique et de la charpie de bois, après avoir appliqué un drain.

Le 6 juillet 1885, l'abcès est guéri depuis plusieurs jours et le malade sort marchant sur son pilon.

## OBSERVATION II

*Abcès sous-sterno-mastoïdien volumineux. — Guérison en six jours. — Chlorure de zinc.* — Service de M. CHAMPIONNIÈRE.

La nommée G..., Françoise, âgée de 27 ans, domestique, entre à l'hôpital Tenon, le 1ᵉʳ novembre 1885.

Elle présentait un panaris du médius droit dû probablement à une piqûre et accompagné de tuméfaction du dos de la main.

Pendant son séjour à l'hôpital, survient un gros abcès sous le sterno-mastoïdien droit.

Le 16 novembre, on ouvre l'abcès, on le nettoie au chlorure de zinc. On le draine avec un gros tube qu'on retire le surlendemain.

Le 19, on ne trouve sous le pansement que quelques gouttes de sérosité. Le panaris de la main droite est à peu près complètement cicatrisé.

Lorsque la malade sort, le 23 novembre 1885, l'abcès du cou est complètement guéri.

OBSERVATION III

*Vaste phlegmon du cou. — Guérison très rapide en quelques jours. — Chlorure de zinc.* Service de M. CHAMPIONNIÈRE.

La nommée T..., âgée de 59 ans, journalière, entre à l'hôpital Tenon, salle Richard-Wallace, n° 23, le 16 juin 1886.

Elle présente un vaste phlegmon occupant toute la partie latérale gauche du cou, et dont la cause ne peut être bien déterminée.

17 juin. On pratique une large incision, on lave avec une solution de chlorure de zinc et on fait un pansement antiseptique.

Température le soir, 38°,8.

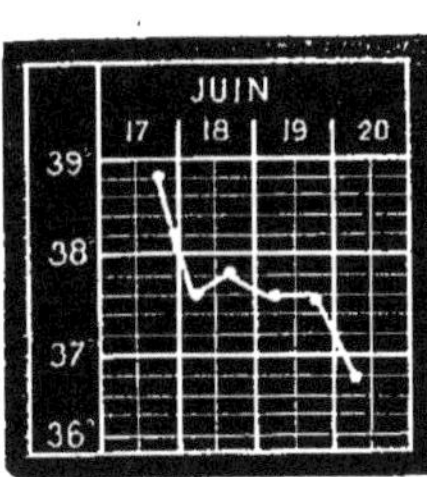


Le 18. Température le matin, 37°,6 ; le soir, 37°,8.

Le 19. Température le matin, 37°,6 ; le soir, 37°,6.

Le 20. Température le matin, 36°,9.

La malade sort le 20 juin. Elle n'est pas tout à fait guérie, mais la plaie est presque cicatrisée.

## OBSERVATION IV

*Grand abcès de la fesse. — Guérison en 5 jours. — Eau phéniquée forte.* Service de M. CHAMPIONNIÈRE.

Le nommé R..., âgé de 50 ans, maréchal, entre le 30 octobre 1886, à l'hôpital Tenon, salle Nélaton, n° 20.

Il est tombé il y a quinze jours sur le bord d'un trottoir. C'est la fesse droite qui a porté. Il a pu encore travailler deux jours, mais bientôt il a ressenti au niveau de la région des douleurs et des élancements. Il a de la fièvre.

On pratique une ouverture aussi loin que possible de l'anus. Il s'échappe une énorme quantité de pus. On lave à l'eau phéniquée forte. On place deux gros drains et on panse avec la poudre antiseptique et la charpie phéniquée.

Le malade sort guéri le 5 novembre 1886.

## OBSERVATION V

*Vaste phlegmon du cou. Guérison en 12 jours. — Eau phéniquée forte.* — Service de M. CHAMPIÓNNIÈRE.

La nommée B..., Mathilde, âgée de 26 ans, brodeuse, entre le 25 mai 1887 à l'hôpital St-Louis, pour un immense phlegmon qui avait envahi toute la partie latérale gauche du cou.

Le 26 mai on fait une incision en arrière et en bas. Il s'écoule un flot de pus. On fait un lavage à l'eau phéniquée au vingtième.

Température le soir, 38°.

Le 27. Pansement à la gaze iodoformée. Température, le matin, 37°; le soir, 36°,8.

Le 29. Pansement à la gaze iodoformée. Température matin et soir, 36°,6.

Le 31. Pansement à la poudre antiseptique. Température, le matin, 36°,8; le soir, 37°,3.

2 juin. Pansement à la poudre antiseptique. Température, le matin, 36°,6, le soir, 37°.

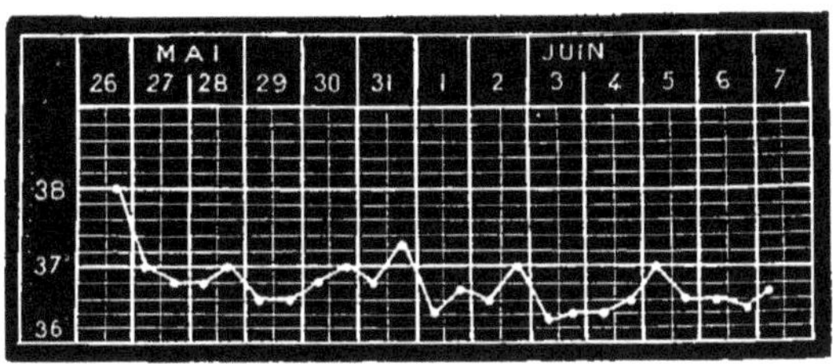

Le 4. Pansement à la poudre antiseptique. Température, le matin, 36°,4; le soir, 36°,6.

Le 7. Le foyer s'est réuni par première intention dans la plus grande partie de son étendue. Pansement au lint boriqué. La malade sort en bon état.


## Observation VI

*Phlegmon pérityphlique. — Guérison en dix jours. — Eau phéniquée forte.* Service de M. Championnière.

Le nommé P..., Ernest, âgé de 30 ans, carreleur, entre à l'hôpital Tenon, le 6 juin 1881, pour un phlegmon pérityphlique.

Le 6 juin on lui fait une incision parallèle à l'arcade crurale. Il s'écoule un pus lié, noirâtre, d'odeur très fétide. On fait une injection d'eau phéniquée forte et on met un drain de 0,02.

Température avant l'opération, 38°,8. Le soir, 38°,4.

7 juin. Soulagement considérable. On retire le drain. On trouve dans le pansement une certaine quantité de pus assez fétide. On fait une injection d'eau phéniquée forte. Une selle. Pas de fièvre.

8 juin. Pansement. La pression sur la poche fait sortir très peu de pus.

9 juin. On trouve quelques gouttes de pus dans le pansement. Une petite quantité de sérosité rougeâtre s'écoule à la pression.

14 juin. On ne trouve pas de pus. Les parois de la poche sont réunies. La plaie linéaire de l'incision n'est pas cicatrisée.

20 juin. Le malade sort complètement guéri.


### OBSERVATION VII

*Hygroma suppuré du genou droit. — Guérison en neuf jours. — Eau phéniquée forte.* Observation due à l'obligeance de notre collègue DELAGÉNIÈRE, interne du D<sup>r</sup> TERRIER.

Lav., Jean, terrassier, 27 ans, entre à l'hôpital Bichat le 6 février 1889, salle Jarjavay, n° 2.

Il y a 8 jours, en poussant sa pelle avec son genou il ressent une douleur vive. Cette douleur augmente et dans la soirée le genou devient rouge. Le malade ne pouvant bientôt plus marcher, se décide à venir à l'hôpital.

Bon état général, un peu de bronchite.

Toute la face antérieure du genou est rouge et tuméfiée. La rougeur est limitée par un bourrelet net où le doigt laisse une dépression caractéristique. Juste en avant de la rotule on sent une tumeur fluctuante occupant le centre de la rougeur.

Incision le 6 février. Évacuation du pus.

Curage de la bourse séreuse à la curette, puis à la compresse.

Solution phéniquée forte, 3 sutures, drain.

Pansement à la gaze iodoformée et compresses humides.

Le soir, 37°,8.

7 février, 37° le matin, 37°,4 le soir.

Puis la température se maintient à la normale.

Pansement tous les deux jours. Pas de pus. La rougeur diminue rapidement.

Le 15 février le malade sort guéri.

## Observation VIII

*Adéno-phlegmon du cou suite d'angine infectieuse.* — *Guérison*
*en huit jours.* Observation due à l'obligeance de notre collègue Delagénière, interne du Dr Monod. — (Observation
résumée).

Guil., Isidore, 58 ans, journalier, entre salle Dupuytren, nº 5
venant du service de M. Hayem, où il était entré pour angine
le 10 octobre 1888.

Un examen attentif fait diagnostiquer un adéno-phlegmon
de la partie gauche du cou.

12 octobre. Incision de 4 centim. sur le bord antérieur du
sterno-mastoïdien. Décollement des tissus sous-jacents avec
le doigt jusqu'à la poche purulente qui est largement ouverte.
Écoulement de 150 gr. de pus, lavage et drainage de la cavité.
Pansement à la charpie phéniquée et à la poudre antiseptique.

Le matin la température était de 39°,4 le soir de 39°,6

Plus de suffocation ni de dyspnée.

Le 13, 38°,8 matin 40° soir. Mais état général satisfaisant.

Le 14, 37°,8 et 38°,2. Premier pansement une ou deux gouttes
de pus; drain enlevé.

Le 15, 37°; 37°,6. Très bon état.

La température se maintient à la normale. Pansement tous
les deux jours, peu de pus, la plaie est presque cicatrisée, les tissus sont souples.

Sort le 20°, à peu près guéri, avec un simple morceau de
lint boriqué sur la cicatrice.


Dans tous les cas, sauf dans cette dernière observation, la température a baissé le soir même de l'intervention. Le lendemain elle atteignait presque la normale à

laquelle elle s'est maintenue tout le temps du traitement. Le traumatisme opératoire est très probablement la cause qui empêche la chute immédiate et complète de la température à la normale : le 1ᵉʳ jour il s'en faut toujours de quelques dixièmes de degré.

Ces observations montrent enfin que le chlorure de zinc tient très dignement sa place à côté de l'eau phéniquée forte dans le nettoyage des foyers purulents : c'est uniquement ce qu'elles veulent démontrer, car la preuve de la supériorité du pansement antiseptique sur tout autre pansement n'est plus à faire à l'heure actuelle.

# CONCLUSIONS

Il existe deux espèces de suppuration ; une suppuration microbienne et une suppuration aseptique ; cette dernière résulte de l'action sur les tissus de certaines substances chimiques irritantes.

Les microbes agissent sur les tissus par l'intermédiaire des substances chimiques que l'on trouve dans leurs cultures et qu'il est possible d'extraire de leurs corps.

On peut donc dire avec de Christmas :

« La suppuration aiguë doit être considérée comme
« l'effet d'une réaction de l'organisme contre certaines
« substances chimiques, qu'elles soient de nature pure-
« ment chimiques ou qu'elles soient produites par des
« êtres vivants. »

La possibilité de la suppuration aseptique chez l'homme est démontrée, mais ne s'obtient que dans des conditions très-spéciales ; tous les abcès chauds observés chez l'homme en dehors de ces conditions sont microbiens.

Les abcès chauds doivent être traités par la méthode antiseptique.

L'incision sera faite le plus tôt possible, elle sera suffisamment longue ; une suture la raccourcira, s'il est besoin.

Après évacuation du pus, laver le foyer à l'aide d'une solution antiseptique, forte de préférence ; assurer la sortie complète du liquide injecté. Ce lavage ne sera plus répété ultérieurement, à moins d'indication spéciale.

Drainer.

Appliquer un pansement antiseptique large, bien assujetti et bien fermé.

Rechercher l'accolement des parois de l'abcès par une compression méthodique.

Panser le plus rarement possible.

Le chlorure de zinc, antiseptique puissant, sûr et non toxique, donne d'excellents résultats dans le traitement des foyers purulents.

# BIBLIOGRAPHIE

## PATHOGÉNIE


**Pasteur.** — La théorie des germes et ses applications à la médecine et à la chirurgie. *Bulletin Acad. des sciences*, avril 1878.

**Pasteur .** — Extension de la théorie des germes à l'étiologie de quelques maladies communes. *Ac. des sc.*, 1880.

**Straus.** — *Bull. Soc. biologie*, déc. 1883.

**P. Grawitz** et **W. de Bary.** — *Arch. für path. Anat. und Phys.* et *Virch. Arch.*, CVIII et CX.

**V. Cornil.** — Note sur le phlegmon cutané. *Arch. physiol.*, 1884.

**Socin et Garré.** — Pathogénie de la suppuration. *Congrès français de chirurgie*, 1885.

**Watson Cheyne.** — Leçons sur la suppuration. *British medical Journ.*, 1888.

**G. H. Roger.** — Cause et mécanisme de la suppuration. *Gaz. hebd. de méd. et de chir.*, 1888.

**Lemière.** — Pathogénie de la suppuration. *Gaz. sc. méd. Lille*, 1889.

**Rosenbach.** — *Centralblatt für chir. Deutsche med. Wochenschrift*, 1884.

**De Christmas.** — Dirking Holhmfeldt. Thèse de Paris, 1888.

**Cornil et Babès.** — *Les Bactéries.* Paris, 1889.

**Bockhardt.** — *Monat. f. prakt. Dermatol.*, 1887.

**Bonomé.** — *Deutsche med. Wochenschrift*, 1886.

**Brieger.** — Ptomaines. *Berlin. Klin. Woch.*, 1886.

**Councilman.** — *Wirchow's Arch.*, vol. XCII.

**Fehleisen.** — *Étiologie de l'érysipèle.* Berlin, 1883.

**Fränkel.** — *Deutsch. med. Wochenschrift*, 1884-1885.

**Klemperer.** — *Zeitsch. f. Klin. med.*, vol. XI, 1886.

**Knapp.** — *Arch. f. Augenheilkunde*, 1886.

**Orthmann.** — *Virchow's Arch.,* vol. CVII.

**Ogston.** — *Brit. med. Journal,* 1881.

**Ogston.** — *Journal Anat. and Phys.,* 1882.

**Ribbert.** — *Deutsche med. Wochenschrift,* 1884-1885.

**Ruijs.** — *Deutsche med. Woch.,* 1885.

**Nepveu.** — Des bactéries, leurs rôle pathogénique. *Rev. sc. méd.* Hayem, 1878.

**Nepveu.** — *Mémoire chirurgie,* 1880.

**Davaine.** — Art. Bactérie, in *Dict. encycl. sc. med.*

**Tyndall.** — Fermentation, rapports avec les phénomènes morbides. *Rev. sc. méd.,* 1877.

**Tyndall.** — *Les microbes,* 1882.

**Duclaux.** — *Ferments et maladies,* 1882.

**Béchamp.** — *Les microzymas.*

**Hiller.** — Bactéries et suppuration. *Centr. f. chir.,* 1874.

**Bouloumier.** — *Des vibrioniens dans le pus des plaies et des abcès; pansements antiseptiques.* Paris, 1875.

**Binz.** — Mécanisme de la formation du pus. Rôle de l'oxygène du sang. *Berlin. Klin. Woch.,* vol. XLVI.

**Pichancourt.** — *Pathogénie des abcès fétides.* Th. Paris, 1882.

**Burdon-Sanderson.** — Inflammation. *Brit. med. Journ.,* 1882.

**Kranzfeld.** — *Étiologie des suppur. aiguës, rôle des microbes.* Th. Saint-Pétersbourg, 1886.

**Verneuil.** — Microbisme et abcès. *Ac. des sc.,* 1888.

**Cornil.** — Cours anat. path. *Journ. conn. méd.,* 1889-1890.

**A. Gautier.** — *Chimie.*

**Bouchard.** — *Maladies infectieuses.*

**De Bary.** — *Leçons sur les Bactéries.* Strasbourg, 1886.


## TRAITEMENT


**Chassaignac.** — *Traité de la suppuration et du drainage.*

**Lister.** — *Œuvres.* Trad. Borginon.

**J. Lucas-Championnière.** — *Chirurgie antiseptique,* 2e éd., 1881, et *Journal du médecin praticien,* 1881.

**Nussbaum.** — *Pansement antiseptique,* 1880.

**W. Mac Even.** — Traitement antiseptique des abcès. *Glascow med. Journ.*, 1878.

**Nélaton.** — *Pathologié chirurgicale.*

**Follin** et **Duplay.** — *Pathologie externe.*

**Blanc.** — *Traitement des abcès chauds par les injections d'alcool.* Thèse, Paris, 1881.

**Hubbard.** — Traitement antiseptique des abcès. *New-York med. Journ.*, 1888.

**Sartre.** — *Traitement des abcès par incision limitée et injection d'alcool.* Th. Paris, 1882.

**Vérut.** — *Abcès chauds.* Th. Paris, 1883.

**Richelot.** — Abcès chauds et pansement de Lister. *Union médic.*, 1884.

**Velpeau.** — *Maladies du sein.*

Articles divers des 2 Dictionnaires.

# TABLE DES MATIÈRES



IMPRIMERIE LEMALE ET Cⁱᵒ, HAVRE.